# LE MÉDECIN

DANS LA

## SOCIÉTÉ MODERNE

par le D<sup>r</sup> J. WORMS,

Membre de l'Académie de Médecine,
Médecin en chef de la Compagnie du Chemin de fer du Nord.

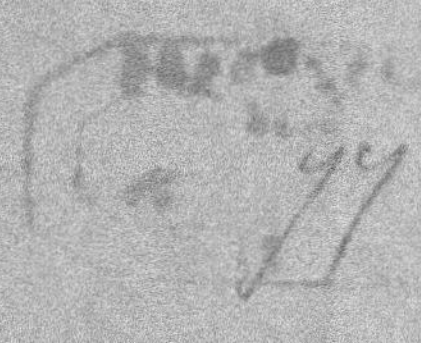

LILLE, IMPRIMERIE L. DANEL

1887.

# LE MÉDECIN

DANS LA

## SOCIÉTÉ MODERNE.

Les connaissances biologiques, et la médecine en particulier, attirent et captivent de plus en plus l'attention publique. Elle suit avec un intérêt croissant et judicieux les recherches et les découvertes nouvelles, en discerne l'importance, apprécie la rigueur des procédés scientifiques. Elle honore sincèrement la science et ne ménage ni son respect, ni sa confiance, aux hommes qui la cultivent.

La diffusion et la vulgarisation des connaissances médicales et des branches diverses du savoir humain qui s'y rattachent, constituent un fait nouveau.

Il n'est pas sans intérêt d'en rechercher l'origine et les conséquences, et de se demander dans quelle mesure le progrès social est intéressé à un contact plus intime avec la médecine, et surtout avec le médecin, dont l'action pénètre davantage dans les couches profondes de la nation.

Quelle est la série des évolutions qu'a subies l'esprit public avant d'arriver à cette conception nouvelle ? On va l'examiner rapidement.

La médecine est contemporaine de la souffrance et, par conséquent, de l'humanité. Mais il a fallu qu'elle accumulât son action utile à travers les siècles avant d'apparaître comme un instrument de bien être et d'ordre social.

Avant d'atteindre cette situation, la médecine a traversé dans l'opinion de nombreuses vicissitudes.

Tour à tour adorés en qualité de dieux, révérés comme prêtres, invoqués et craints comme thaumaturges, appelés plus rarement en qualité de gens instruits dans leur métier, les médecins commencent seulement à être considérés comme des savants.

En France, une des singularités les plus inattendues, et qui n'a pas été étrangère au retard qu'à subi l'évolution dernière, a été la raillerie, dont l'histoire des autres pays n'offre point d'exemple.

Molière n'a eu, à l'étranger, ni précurseurs, ni imitateurs.

Shakespeare, le Dante, Cervantes, Schiller, Gœthe n'ont pas eu la pensée d'égayer leurs contemporains par des facéties à l'adresse des médecins.

L'influence particulière de Molière sur l'opinion publique a été d'ailleurs fort inégale. Deux de ses plus illustres contemporains, observateurs spirituels et scrupuleux des mœurs de leur temps, M$^{me}$ de Sévigné et Saint-Simon, n'ont pas partagé à l'égard des médecins, l'humeur bouffonne de notre illustre moraliste; elle s'est cependant propagée à travers la France, mais sans en franchir les limites. Cent ans plus tard, Voltaire n'échappe pas à cette mode de plaisanterie, et s'exprime en termes discourtois sur les médecins dont « Molière a eu raison, dit-il, de se moquer ».

Il faut cependant reconnaître que parfois il leur rend justice.

Mais Molière avait mordu la médecine au talon, et la blessure a subsisté longtemps.

La cause en est dans le tempérament particulier de notre nation qui subit des impressions superficielles et se laisse glisser aisément du côté où il peut économiser un effort. Aussi, la malignité française a-t-elle suivi Molière dans son thème à l'endroit des incertitudes de la médecine. Mais la plaisanterie est devenue un hors-d'œuvre inoffensif et disparaît devant le caractère nouveau que tend à prendre la science dans la société moderne.

Le théâtre, qui dans tous les temps a été une des expressions les plus caractéristiques des sentiments de chaque époque, traduit d'une façon saisissante l'opinion populaire actuelle. Les médecins figurent dans quantité de comédies et de drames, et toujours avec un caractère scientifique grave et irréprochable.

Les médecins de Molière ne feraient plus rire aujourd'hui.

Pendant de longs siècles, le rôle du médecin était limité aux soins qu'il allait porter aux malades ; il y avait bien, comme à Salerne, des hommes particulièrement illustres auprès desquels se rendaient les malades éminents pour les consulter.

Les médecins n'avaient néanmoins à cette époque aucune influence générale ; celle-ci était mesurée aux résultats obtenus sur des malades disséminés, sévères ou indulgents, satisfaits ou mécontents, portant aux nues le mérite du médecin qui les avait guéris, le vouant à la risée du public quand il avait échoué. Aucune vue générale ne permettait de se faire une opinion sur les services rendus par la médecine. On ne pouvait apprécier que les services rendus par des médecins.

On sait peu de choses sur la façon dont se passait l'existence des individualités obscures qui constituaient les masses populaires à une époque où toute l'attention se concentrait sur le souverain, sa famille et son entourage.

Le peuple avait sans doute rarement l'occasion d'être soigné par des médecins instruits.

C'est avec la création des hôpitaux, que la notion exacte de la valeur et de l'efficacité de la médecine et de son caractère scientifique, a pénétré dans l'intelligence populaire et y a fait entrer l'idée de respect qu'elle n'a cessé de lui accorder.

Un tel sentiment ne pouvait que se fortifier à un mode de contact, qui permettait l'appréciation facile et publique de procédés d'examen des malades et de méthodes thérapeutiques qui avaient revêtu précédemment un caractère presque mystérieux.

Avec le développement de la civilisation les occasions de juger la médecine de haut se sont multipliées.

Après avoir rencontré le médecin dans les hôpitaux, l'homme du peuple, devenu soldat ou marin, l'a vu près de lui, à la caserne, au bivouac, dans les combats, soldat lui-même, soumis aux mêmes privations, exposé aux dangers communs.

Le médecin militaire lui est apparu comme un instrument de salut contre les chances meurtrières de la bataille. C'est à l'hôpital et à l'armée qu'une cordialité particulière s'est établie entre le médecin et la nation.

La médecine a continué à s'affirmer aux yeux de tous par sa participation directe dans l'établissement des lois qui régissent l'hygiène publique ; elle y a introduit et élargi les problèmes qu'elle poursuit et les a transportés du théâtre étroit de la chambre du malade à la tribune du monde. Aussi la société a-t-elle confié aux médecins et à leurs collaborateurs le soin de préserver la maison, la ville, la nation de l'atteinte des influences morbides et épidémiques ; elle a fait entrer le médecin dans les congrès internationaux réservés précédemment aux chefs de l'Etat ou à leurs conseillers politiques.

Avec la médecine légale, le pathologiste pénètre dans la conscience publique, dans ce qu'elle a de plus délicat, l'application équitable de la loi.

Il est devenu l'instrument indispensable de la justice.

Les services rendus par les médecins dans les diverses circonstances qui viennent d'être énumérées sont connus et appréciés depuis longtemps.

Il en est d'un autre ordre, relativement récents et par conséquent moins en vue, qui peuvent mériter également de fixer l'attention. Il s'agit des fonctions que les médecins exercent auprès des grandes administrations.

On comprend combien il est nécessaire pour celles-ci,qui emploient un nombreux personnel, d'être secondées par des médecins dans une foule de cas : la surveillance générale de la santé des agents , le traitement de leurs maladies, leur examen physique en vue de leur incorporation, le contrôle des motifs de maladie qui les tiennent éloignés de leur service , l'appréciation des conditions de santé qui peuvent leur ouvrir des droits à une retraite, l'hygiène des locaux qu'ils occupent , l'examen d'affaires litigieuses etc., etc.

Ces questions engagent des intérêts de premier ordre confiés au médecin ; il devient à chaque instant juge entre des nécessités administratives et des droits privés. Il peut trouver dans ces fonctions de nombreuses occasions de faire pencher la balance en faveur de l'humanité.

En raison du nombre considérable d'ouvriers et d'employés de tout ordre attachés aux Compagnies chemins de fer, il y a lieu de faire ressortir, en particulier, la nature des services que le corps médical est appelé à rendre à celles-ci et les conséquences de cette forme nouvelle de l'activité médicale.

Pour se rendre compte de la mesure dans laquelle des intérêts d'un ordre aussi élevé sont en jeu dans cette question, il faut considérer que les deux continents sont traversés par des réseaux ferrés dont l'exploitation nécessite l'intervention d'un énorme personnel, échelonné tout le long des voies de communication. On peut dire que le monde civilisé est devenu une route vivante.

En France, les diverses Compagnies exploitent aujourd'hui 31,000 kilomètres de lignes ferrées ; elles emploient 260,000 agents dont la santé est confiée à 1,500 médecins environ. Si l'on ajoute au nombre des agents celui de leurs femmes et de leurs enfants, on arrive à un chiffre approximatif de 600,000 personnes qui sont à chaque moment, en relations avec une portion notable du personnel médical de notre pays, à propos de leur incorporation, de leurs maladies ou blessures, etc.

Ces fonctions délicates ne peuvent, être de toute nécessité, confiées qu'aux médecins les plus dignes d'être choisis dans chaque localité. On voit, dès lors, la double influence d'une institution, que les grandes Compagnies de chemin de fer et d'autres administrations publiques ou privées ont tenu à honneur d'offrir à leur personnel comme un témoignage permanent des sentiments d'humanité et de bienveillance dont elles sont animées à l'égard de leurs agents.

Des soins intelligents, empreints d'un caractère d'incessant progrès, assurent à cette masse de personnes des chances meilleures de guérison, des conditions hygiéniques plus favorables, l'application des sentiments les plus humains pour leurs souffrances et pour leurs droits.

Que peut produire ce contact journalier entre des hommes de science, de façons polies, d'un maintien respectable, animés de sentiments charitables, chargés d'une mission paternelle, et cette masse de travailleurs obscurs, modestes, enclins à s'abandonner aux passions et aux vices du siècle, mais en général très intelligents et accessibles à des conseils désintéressés ?

Il n'en peut résulter, pour cette partie vraiment notable de la population, qu'un très grand bien : la santé protégée et préservée, la moralité élevée, le sentiment vrai sur la valeur de la science médicale, propagé à travers la nation.

Les médecins de la Compagnie du Nord, au nombre de 200, voient en moyenne 30,000 malades par an, ils ont été invités, depuis plusieurs années, à porter toute leur attention sur les dangers de l'alcoolisme et à user de toute leur influence pour en arrêter les progrès.

Leurs efforts n'ont pas été stériles, et la statistique des grands centres, où la Compagnie emploie un chiffre considérable d'ouvriers, a donné les résultats les plus encourageants.

Une épidémie vient-elle menacer les populations soumises à une administration puissante et à une tutelle médicale, ou s'est-elle déjà développée parmi elles ? Quoi de plus facile que d'obtenir d'un personnel discipliné l'observation des mesures d'hygiène qui lui sont conseillées, et de faire emploi des remèdes les plus efficaces.

On voit tout le parti qu'on peut tirer de l'Intervention du corps médical attaché aux grandes administration, à un point de vue qui intéresse l'avenir du pays.

La médecine étend d'une façon évidente son action bienfaisante, dans cette nouvelle expression de son activité ; elle est appelée à la développer davantage encore avec l'accroissement de l'industrie nationale à laquelle son ministère est désormais lié plus étroitement.

En retour, l'attention publique attentive et équitable apprend à connaître davantage la médecine. La nation étend les limites de la confiance qu'elle accorde aux médecins en les chargeant de plus en plus de la protection et de la défense, non seulement d'intérêts sanitaires, mais aussi d'intérêts sociaux et politiques.

Cet hommage rendu à la médecine est un signe des temps : c'est la vision distincte de la prépondérance de la science dans l'avenir.

C'est par l'influence médicale qu'une part des vérités scientifiques et morales pénétrera de plus en plus dans la conscience humaine.

Lille Imp. L. Danel.

www.ingramcontent.com/pod-product-compliance
Lightning Source LLC
LaVergne TN
LVHW021818060726
842528LV00004B/1419